AF403752

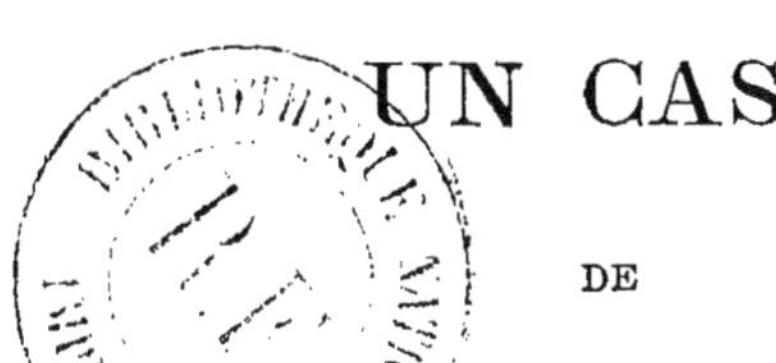

UN CAS

DE

MYÉLITE ANTÉRIEURE AIGUË

(Paralysie atrophique spinale, paralysie infantile chez l'adulte)

Par A. LAVERAN,

PROFESSEUR AGRÉGÉ DU VAL-DE-GRACE.

———+›››✕‹‹‹+———

PARIS

Aux bureaux du **PROGRÈS MÉDICAL** | **ADRIEN DELAHAYE**, Libraire-Éditeur
rue des Écoles, 6. | Place de l'Ecole-de-Médecine

1876

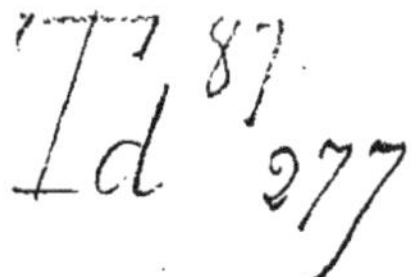

UN CAS

DE

MYÉLITE ANTÉRIEURE AIGUË

(PARALYSIE ATROPHIQUE SPINALE, PARALYSIE INFANTILE)

Par **A. LAVERAN,** professeur agrégé du Val-de-Grâce.

On a cru longtemps que la paralysie atrophique était une maladie propre à l'enfance, d'où le nom de *paralysie infantile* adopté par la plupart des auteurs pour la désigner. Les faits qui montrent que cette variété de myélite aiguë peut se rencontrer chez l'adulte, ne sont pas nombreux ; treize ou quatorze observations, dont quelques-unes même pourraient prêter à la critique, voilà jusqu'ici tout le bilan de la paralysie atrophique spinale chez l'adulte. Duchenne (de Boulogne) qui, le premier, a déclaré que la paralysie dite infantile pouvait se rencontrer chez l'adulte, ne rapporte, dans la dernière édition de son *Traité d'électrisation localisée*, que trois observations à l'appui de son dire (observations LXIX, LXX, LXXI) ; encore dans deux de ces cas les malades n'avaient-ils été soumis à l'observation de Duchenne que longtemps après l'invasion du mal; il faut noter aussi que l'un des malades n'avait que 10 ans au moment des premiers accidents qui, il est vrai, s'étaient reproduits à l'âge de 31 ans.

D'autres cas de myélite antérieure aiguë chez l'adulte ont été publiés depuis ; ces observations sont dues à MM. Charcot (3 cas chez des hommes de 15, 19 et 35 ans ; 1 cas chez une femme de 60 ans, morte à 67 ans), Bernhardt (3 cas chez des hommes de 20, 22 et 35 ans), Cuming (1 cas chez un homme de 40 ans) et Kussmaul (3 cas chez un

homme de 28 ans et chez des femmes de 18 et de 33 ans).
MM. Bourneville et Teinturier ont publié en 1874, dans le
Progrès médical, une excellente revue critique de tous
les travaux relatifs à la paralysie spinale de l'adulte, je
crois inutile de résumer un article d'aussi fraîche date,
j'y renvoie le lecteur (1) et je passe immédiatement à la
relation du cas nouveau qu'il m'a été donné d'observer.

OBSERVATION. — Gosnet, Philippe, âgé de 23 ans, clairon au
74° de ligne, est un garçon bien constitué, intelligent, il ré-
pond avec beaucoup de précision à toutes les questions qui
lui sont posées.

Le malade a eu la variole à l'âge de 3 mois, il en porte de
nombreuses cicatrices ; en 1874, il est entré à l'hôpital de Vin-
cennes pour une fièvre typhoïde légère et il a été envoyé en
convalescence pendant trois mois dans sa famille. — La mère
du malade est morte à 59 ans ; elle était paralysée du côté
droit depuis quatre ans au moment de sa mort; le père vit
bien portant ainsi qu'un frère et une sœur ; avant son entrée
au service, Gosnet était cultivateur.

Les accidents qui amènent Gosnet à l'hôpital sont survenus
très-rapidement au mois de septembre 1875 pendant les grandes manœuvres. Gosnet était alors avec son régiment dans le
département de l'Eure ; le 12 septembre au soir il se coucha
sans avoir éprouvé le moindre malaise, après avoir dîné de
fort bon appétit et s'être promené dans le camp ; depuis plusieurs jours il avait beaucoup plu, Gosnet s'endormit sur le
sol humide de sa tente. Le lendemain matin le malade se ré-
veilla le bras droit paralysé, il n'éprouvait pas de malaise général, pas de céphalalgie, pas de douleurs ; il crut qu'il avait
pris en dormant une fausse position et que son bras était sim-
plement engourdi, tel fut aussi l'avis du médecin qui vit le
malade.

Gosnet continua à faire son service, il tenait son clairon de
la main gauche et toute la journée il suivit l'officier qui com-
mandait l'école de tirailleurs. L'engourdissement du bras droit
loin de disparaître augmenta rapidement ; le 13, vers 4 heures
du soir, la paralysie du membre supérieur droit était presque

---

(1) *Progrès médical* 1874, p. 78, 93, 123, 140, 152.

complète ; le malade ne pouvait plus remuer que les doigts, encore était-il incapable de serrer un objet avec force.

Trois jours après ces premiers accidents le malade en se levant sentit que sa jambe gauche pouvait difficilement le supporter, qu'elle fléchissait sous lui; ses camarades l'aidèrent à se mettre debout et Gosnet put encore se rendre à pied à l'ambulance d'où il fut dirigé sur l'hôpital de Bernay.

La paralysie du membre inférieur gauche alla en augmentant; au bout de trois jours, elle était arrivée à son maximum, le malade ne pouvait plus se soutenir sur la jambe gauche, il lui était impossible de marcher; néanmoins, dans le lit, il pouvait encore exécuter quelques mouvements : flexion et extension des orteils, flexion de la jambe sur la cuisse, le talon traînant sur le lit.

Pendant douze jours la paralysie du bras droit et celle de la jambe gauche restèrent stationnaires; l'état général était très-satisfaisant, l'appétit conservé, il n'y avait aucun signe de fièvre d'après le malade (la température n'a pas été prise à l'hôpital de Bernay); mais des douleurs survinrent peu de temps après l'entrée à l'hôpital. Ces douleurs consistaient en élancements dans les extrémités paralysées, principalement dans la jambe, puis en douleurs de reins; les souffrances étaient plus vives la nuit que le jour. A aucune époque le malade n'a ressenti de fourmillements dans les extrémités, ni de douleurs en ceinture; la sensibilité des parties paralysées n'a jamais été diminuée, et l'on ne trouve non plus à noter aucun trouble de la miction, ni de la défécation.

Prescriptions : Bains sulfureux, frictions des parties malades avec l'alcool camphré ; teinture de noix vomique à l'intérieur; trois vésicatoires furent appliqués successivement sur le bras droit.

Au bout d'une douzaine de jours la paralysie du membre inférieur s'amenda ; en même temps les élancements disparurent; le malade fut bientôt en état de se tenir debout et de marcher, mais la jambe gauche était encore très-faible et le bras droit restait paralysé, un mois environ après l'entrée à l'hôpital le malade remarqua que les extrémités paralysées, le bras surtout, diminuaient de volume.

Le 23 novembre 1875, le malade est évacué sur le Val-de-Grâce et placé dans le service de M. le professeur L. Colin, qui prescrit l'emploi de l'électricité et des douches froides ; à la fin du mois de décembre, je prends le service de la salle 30 où se trouve couché le malade et je constate l'état suivant (20 décembre 1875) :

Tous les muscles de l'épaule et du bras droits et quelques-uns des muscles de l'avant-bras droit sont paralysés et en voie d'atrophie. Le malade ne peut ni soulever le bras droit, ni fléchir l'avant-bras sur le bras, ni étendre les trois derniers doigts de la main droite, il est obligé de se servir de la main gauche pour mouvoir son bras droit ; la main étant placée dans la pronation le malade ne peut pas la mettre en supination (paralysie des long et court supinateurs), il ne peut pas non plus mettre la main en extension forcée sur l'avant-bras (paralysie des radiaux) ; les mouvements de pronation, de flexion du poignet et des doigts, ceux d'extension du pouce et de l'index sont conservés ainsi que les mouvements d'abduction des doigts et d'opposition du pouce, ce dernier étant toutefois limité. Gosnet prétend qu'il peut étendre l'avant-bras sur le bras, mais en le voyant faire on se convainc facilement qu'il n'obtient ce mouvement qu'en laissant l'avant-bras obéir à la force de la pesanteur.

L'atrophie des muscles de l'épaule et du bras est évidente ; elle porte principalement sur les pectoraux, le deltoïde, le biceps et le triceps brachial ; lorsque le malade est debout ou assis, la tête de l'humérus, qui n'est plus soutenue par le deltoïde et le sus-épineux, atrophié lui aussi, se sépare de la voûte acromienne. A l'avant-bras, l'atrophie est moins marquée, elle paraît porter en particulier : 1° sur l'extenseur commun des doigts ; (par suite de la paralysie de ce muscle les trois derniers doigts de la main droite sont à l'état de demi-flexion permanente, le malade ne peut pas les relever, tandis que l'extension du pouce et de l'index se fait facilement à l'aide des extenseurs propres) ; 2° sur les long et court supinateurs ; 3° sur les radiaux, le deuxième surtout qui est extenseur direct du poignet (Duchenne). A la main, les saillies des muscles des éminences thénar et hypothénar persistent ; les espaces interosseux ne sont pas déprimés comme dans l'atrophie musculaire progressive. La mensuration faite comparativement du côté sain et du côté malade donne :

Bras gauche (partie moyenne)...... 24 c. de circonférence.
Bras droit   id.   .... 21 c.   —
Avant-bras gauche (1/3 supér.).... 23 c.   —
Avant-bras droit (1/3 supér)....... 22 c.   —

L'exploration électrique des muscles montre ce qui suit

les pectoraux, les sus et sous-épineux, le biceps, le brachial
antérieur, le triceps, le coraco-brachial ne se contractent pas
sous l'influence du courant au maximum (pile de Morin) il en
est de même de la plus grande partie du deltoïde ; un petit
faisceau du bord antérieur de ce muscle se contracte légère-
ment, mais il n'a pas la force d'imprimer un mouvement au
bras, on le voit seulement se raidir sous la peau au moment
du passage du courant. A l'avant-bras l'extenseur commun
des doigts, les court et long supinateurs, les radiaux sont
insensibles à l'électricité, les autres muscles de l'avant-bras
et ceux de la main nous paraissent jouir de leur contractilité
électrique normale.

Un petit fragment de la partie postérieure du deltoïde, en-
levé à l'aide de l'emporte-pièce de Duchenne (de Boulogne) et
soumis à l'examen microscopique présente les caractères suivants : la striation transversale normale fait défaut sur presque toutes les fibres; on ne distingue plus que des stries lon-
gitudinales et un contenu finement granuleux sans gros glo-
bules graisseux. Les noyaux, qui se colorent par le picro-car-
minate, ne sont pas altérés. Deux ou trois fibres seulement
dans toute la préparation montrent encore des stries transver-
sales et une apparence qui rappelle l'état normal. Une petite
artériole enlevée avec le fragment de muscle n'est pas altérée.

La sensibilité est intacte, aussi parfaite au membre supérieur droit qu'au membre sain.

Les troubles de la motilité sont heureusement beaucoup
moins graves dans le membre inférieur gauche que dans le
membre supérieur droit, le malade marche sans boiter, mais
il se plaint encore de faiblesse dans la jambe, et dès qu'il es-
saie de courir la jambe fléchit, la boiterie reparaît. Dans le lit
tous les mouvements du pied, de la jambe et de la cuisse se
font régulièrement ; tous les muscles se contractent sous l'influence de l'électricité. La cuisse et la jambe gauche présen-
tent des traces d'atrophie ainsi que le prouvent la simple
inspection et la mensuration :

Cuisse droite (partie moyenne).......	36 c.
Cuisse gauche id.	35 c.
Jambe droite (1/3 supér.)...........	30 c. 5
Jambe gauche (1/3 supér.)...........	28 c. 5

La sensibilité est intacte au membre inférieur gauche.

Pas de troubles de la miction ni de la défécation, pas de
troubles trophiques autres que l'atrophie des muscles. Toutes

les fonctions s'accomplissent régulièrement, le malade mange trois portions. L'exploration des organes internes, poumons, cœur, etc...... ne donne que des résultats négatifs.

Le diagnostic porté est celui *de myélite antérieure aiguë avec paralysie atrophique consécutive*. — Traitement : électrisation localisée. Douches froides.

RÉFLEXIONS. Tous les caractères assignés par les auteurs à la paralysie infantile se retrouvent dans cette observation :

1° Invasion brusque. En vingt-quatre heures la paralysie du bras droit arrive à son maximum; trois jours après, la jambe gauche se paralyse elle aussi très-rapidement.

2° Après une période d'état d'une douzaine de jours, période pendant laquelle les membres paralysés sont le siége d'assez vives douleurs, la paralysie rétrograde, les mouvements reviennent peu à peu dans le membre inférieur gauche puis dans quelques muscles de l'extrémité supérieure droite, les muscles de l'épaule, du bras et quelques muscles de l'avant-bras restant paralysés.

3° Un mois environ après le début des premiers accidents, on constate déjà une atrophie des muscles de l'épaule et du bras, atrophie qui augmente progressivement et qui s'accompagne de la perte de contractilité électrique des muscles.

4° La sensibilité des parties paralysées n'a jamais été lésée; il n'y a jamais eu de troubles de la miction ni de la défécation.

Je cherche en vain quelle maladie autre que la myélite antérieure aiguë pourrait rendre compte d'un pareil ensemble de symptômes. La distribution singulière de la paralysie (paralysie alterne des membres), l'atrophie rapide des muscles paralysés, la localisation de la paralysie dans certains muscles d'un membre à l'exclusion des autres permettent d'écarter l'idée d'une affection cérébrale; quant à l'atrophie musculaire progressive, elle constitue un type clinique très-différent de la paralysie infantile. Dans les deux cas, il est vrai, il s'agit de myélites des cornes antérieures, myélite aiguë dans la paralysie infantile, myélite chronique dans l'atrophie musculaire progressive (c'est du moins ce que les dernières recherches tendent à démontrer), mais en dehors de cette localisation anatomique, on peut dire qu'il y a plus de différences que d'analogies entre ces deux espèces morbides.

L'atrophie musculaire progressive débute lentement, insidieusement, elle s'attaque en général tout d'abord aux petits muscles de la main, d'où les déformations caractéristiques que l'on sait ; la paralysie ne survient que secondairement ou plutôt le muscle n'est jamais paralysé, il est détruit ; dans la myélite antérieure aiguë, au contraire, la paralysie est primitive, l'atrophie musculaire secondaire ; enfin l'atrophie musculaire est une maladie progressive qui tue presque infailliblement au bout d'un temps plus ou moins long, tandis que dans la myélite antérieure aiguë la paralysie, arrivée très-vite à son summum de gravité, ne tarde pas à s'amender, le malade en est quitte pour la perte d'un certain nombre de muscles.

Sans m'arrêter davantage à un diagnostic différentiel qui ne présente pas de difficulté, je crois devoir faire quelques remarques au sujet de l'étiologie, du mode d'invasion et de la répartition de la paralysie chez le malade dont j'ai rapporté l'observation; je dirai aussi quelques mots du pronostic et du traitement.

Le malade très-bien portant le 12 septembre au soir, se couche après une journée fatigante sur le sol humide et il se réveille le lendemain avec une paralysie du bras droit ; il est difficile de croire qu'il s'agit là d'une simple coïncidence et il me semble légitime de conclure que le froid humide a joué un rôle important dans l'étiologie de cette myélite. Le froid est du reste la cause la mieux connue de la myélite antérieure aiguë, témoin le cas, rapporté par

Duchenne (de Boulogne), d'un Russe qui fut frappé de paralysie atrophique après s'être couché nu dans la neige ; témoins encore les faits rapportés par Kussmaul, Cuming et Bernhardt.

Quelques auteurs ont soutenu que la myélite antérieure aiguë s'accompagnait toujours de fièvre au début ; l'observation qui précède donne raison à Duchenne (de Boulogne), lorsqu'il dit que la fièvre initiale peut faire entièrement défaut. Notre malade, qui est très-intelligent, a affirmé à plusieurs reprises qu'il n'avait éprouvé aucun malaise le 12 septembre, il n'avait ni céphalalgie, ni anorexie, ni abattement, ni frissons ; le 13 septembre, alors que le bras droit était déjà paralysé, le malade a continué à faire son service, tenant son clairon de la main gauche et suivant partout l'officier chargé de commander l'école de tirailleurs. Il était intéressant aussi de rechercher à quel moment le malade avait ressenti des douleurs, et quels avaient été leur siége et leurs caractères ; les enfants, victimes ordinaires de la paralysie atrophique, ne fournissent, en effet, à cet égard que des renseignements très-incomplets.

Les douleurs ont été nulles au début, pendant la période qu'on pourrait appeler période d'invasion de la paralysie ; c'est seulement vers le quatrième jour que le malade a commencé à souffrir ; il a ressenti alors des élancements très-douloureux dans les membres paralysés, dans la jambe surtout ; puis quelques douleurs lombaires : pas de douleurs en ceinture, pas de fourmillements dans les extrémités.

L'extrémité supérieure du côté droit a été paralysée chez notre malade avec l'extrémité inférieure du côté gauche ; il y a eu, si j'ose ainsi dire, hémiplégie alterne des membres ; c'est là une forme de paralysie atrophique spinale qui n'est pas commune même chez les enfants ; Duchenne (de Boulogne) fils, n'a relevé que deux cas semblables sur 62 (*Archives générales de médecine,* *1864*)

Dans la plupart des cas observés chez l'adulte, la paralysie avait envahi primitivement les quatre membres.

Grâce aux travaux de MM. Cornil, Prevost, Charcot, Vulpian, Joffroy, Damaschino et Roger, les lésions de la paralysie infantile sont aujourd'hui bien connues et quand bien même on n'aurait pas encore eu l'occasion d'observer les lésions anatomiques dans la paralysie spinale de l'adulte, on pourrait soutenir très-légitimement que, quel que soit l'âge des malades, le même syndrome clinique apparaît sous l'influence de lésions identiques ; que chez l'adulte comme chez l'enfant il s'agit d'une myélite antérieure aiguë caractérisée par la destruction des grandes cellules des cornes antérieures ; mais nous avons mieux que des présomptions. En 1873, M. Gombault, élève de M. le professeur Charcot, a publié dans les *Archives de physiologie* l'observation d'une femme qui, frappée à l'âge de 60 ans d'une paralysie atrophique spinale, mourut 7 ans plus tard, l'autopsie fut pratiquée et l'examen histologique de la moelle démontra qu'il y avait atrophie des grandes cellules motrices des cornes antérieures, myélite des cornes antérieures, comme dans la paralysie infantile. Il faut admettre que chez notre malade il y a eu deux foyers de myélite aiguë occupant : le premier, la corne antérieure droite dans la région cervico-dorsale ; le deuxième, la corne antérieure gauche dans la région dorso-lombaire; dans ce dernier foyer les altérations étaient évidemment moins profondes que dans le premier, puisque la paralysie du membre inférieur gauche a été beaucoup moins complète et moins persistante que celle du membre supérieur droit.

La marche ordinaire de la myélite antérieure aiguë est assez bien connue pour que nous puissions formuler avec quelque précision le pronostic. Nous ne sommes pas en présence d'une de ces myélites à marche envahissante, qui conduisent presque fatalement à la mort par une pente plus ou moins rapide ; la vie de notre malade n'est pas menacée, il est même possible que l'état actuel s'améliore, que quelques muscles récupèrent encore leurs propriétés ; mais il est malheureusement très-probable que les principaux muscles de l'épaule et du bras resteront paralysés et continueront à s'atrophier ; le malade, privé de muscles aussi importants que le biceps et le deltoïde du côté droit, ne . pourra tirer presque aucun service de son bras droit, il sera infirme pour toute sa vie. Il est également à craindre qu'à l'avant-bras les muscles antagonistes de ceux qui sont paralysés ne produisent des déformations; déjà les trois derniers doigts de la main droite sont à l'état de demi flexion permanente par suite de la paralysie de l'extenseur commun.

Les os ayant achevé leur croissance on n'a pas à redouter ici, comme chez les enfants, des déformations du squelette.

Le malade actuellement encore dans mon service est soumis à la faradisation localisée, il prend de plus des douches froides en jet sur les parties malades ; l'électricité sera continuée avec beaucoup de persévérance jusqu'à ce qu'il soit bien démontré que les muscles sont détruits. Il ne faut pas se décourager trop rapidement ; la contractilité peut reparaître au bout d'un temps très-long, alors que depuis plusieurs mois les muscles ne réagissaient plus sous l'influence du courant électrique; je me rappelle avoir vu à la clinique de Duchenne (de Boulogne), de très-beaux exemples de ces cures inespérées. De ce qu'un muscle ne se contracte ni sous l'influence de la volonté, ni sous l'influence de l'électricité, on ne peut pas conclure que ce muscle est détruit, que ses fibres ont subi une dégénérescence profonde, irrémédiable. La contractilité est une propriété du muscle qui n'est pas toujours, tant s'en faut, en rapport avec le degré d'altération des fibres musculaires, et qui peut reparaître à un moment donné sans que nous sachions ni pourquoi, ni comment. Chez notre malade, l'examen direct des fibres du deltoïde (partie postérieure, atrophiée, insensible au courant électrique) a permis de constater que quelques fibres, très-rares il est vrai, présentaient encore la striation normale et que dans les autres la dégénérescence n'était pas arrivée à son maximum de gravité ; or, les faits tendent à démontrer que les fibres saines, si petit que soit leur nombre, deviennent parfois le noyau de nouveaux faisceaux musculaires, de nouveaux muscles sous l'influence de la faradisation localisée. (Duchenne. Op. cit. p. 431.)

Quand il sera bien prouvé que l'atrophie et la paralysie de certains muscles sont irrémédiables, nous chercherons à suppléer au moyen de la prothèse à l'action des muscles les plus importants.

BUREAUX   6, rue des Ecoles

LE PROGRÈS MÉDICAL

JOURNAL DE MÉDECINE, DE CHIRURGIE ET DE PHARMACIE

Rédacteur en chef : **BOURNEVILLE.**

Paraissant le samedi par cahier de 16 ou 24 p. in-4° compacte sur 2 colonnes.
Un an, 16 fr. — 6 mois, 8 fr.

Pour les étudiants en médecine : un an, 10 fr.

On trouve aux *Bureaux* (de midi à cinq heures) les ouvrages suivants :

BÉHIER. Etude de quelques points de l'urémie (clinique, théories, expériences), leçons recueillies par H. LIOUVILLE et I. STRAUS. In-8° de 24 pages.. 60 cent.

BOURNEVILLE. Science et miracle : *Louise Lateau* ou la *Stigmatisée belge.* In-8 de 72 pages avec 2 fig. dans le texte et une eau forte, dessinées par P. Richer. 2 fr. 50. Pour nos abonnés....................... 1 fr. 50.

BOURNEVILLE. Notes et observations cliniques et thermométriques sur la fièvre typhoïde. In-8° compacte de 80 pages, avec 10 tracés en chromo-lithographie.. 3 fr.

BOURNEVILLE et L. GUÉRARD. De la sclérose en plaques disséminées. Vol. gr. in-8 de 240 p. avec 10 fig. et 1 pl. 4 fr. 50. — Pour nos abonnés.. 3 fr.

BOURNEVILLE et VOULET. — De la contracture hystérique permanente et appréciation scientifique des miracles de Saint-Louis et de Saint-Médard, In-8°.. 2 f. 50

CARTAZ (A.). Notes et observations sur le tétanos traumatique. In-8 de 20 pages, 50 cent. Pour les abonnés du *Progrès*................... 40 cent.

CHARCOT (J.M.). Leçons sur les maladies du système nerveux, faites à l'hospice de la Salpêtrière, recueillies et publiées par BOURNEVILLE. 2e série : 1° Des anomalies de l'ataxie locomotrice. In-8° de 72 pages avec cinq figures dans le texte et une planche en chromo-lithographie, 2 francs. Pour les abonnés du *Progrès Médical*, 1 fr. 15 c. *franco.* — 2° De la compression lente de la moelle épinière. In-8° de 72 pages, avec figures et 2 planches en chromo-lithographie, 2 fr. 25. Pour les abonnés du *Progrès Médical*, 1 fr. 15. — 3° Des amyotrophies, in-8 de 112 pages avec 23 fig. dans le texte et 2 pl., 4 fr. Pour nos abonnés, 2 fr. 50. — Les trois fascicules, pour les abonnés, *franco* : 4 fr. 75

CHOUPPE (H.). Recherches thérapeutiques et physiologiques sur l'ipéca. In-8 de 40 p., 1 fr. Pour les abonnés du *Progrès*............. 60 cent.

CORNIL (V.) Leçons sur l'anatomie pathologique et sur les signes fournis par l'auscultation dans les maladies du poumon, professées à la Faculté de médecine, recueillies par P. BUDIN. In-8° de 92 pages. Prix 2 fr. 50. Pour nos abonnés, *franco*.. 1 fr. 50.

CORNILLON (J.). La olie des grandeurs. In-8 de 60 pages. 2 fr. 50. — Pour nos abonnés, *franco*. .... 2 fr.

CORNILLON (J.). De la contracture uréthrale dans les rétrécissements péniens. In-8° de 60 pages, 1 fr. 50. Pour nos abonnés........ .... 1 fr.

DRANSART (H. N.). Contribution à l'anatomie et à la physiologie patholo-giques des tumeurs urineuses et des abcès urineux. In-8° de 32 pages avec 1 figure.. 60 cent.

DUPLAY (S.). Leçon sur les périarthrites coxo-fémorales, recueillie par H. DURET. In-8 de 20 pages.................................... 50 cent.

DUPUY (L. E.). Etude sur quelques lésions du mésentère dans les hernies In-8° de 16 pages... 50 cent.

FERRIER. Recherches expérimentales sur la physiologie et la pathologie cé-rébrales. Traduction avec l'autorisation de l'auteur, par H. DURET, interne des hôpitaux. In-8° de 74 p. avec 11 fig. dans le texte, 2 fr. Pour nos abonnés. 1 f. 25.

HAYEM (G.) Leçons cliniques sur les manifestations cardiaques de la fièvre typhoïde, recueillies par Boudet de Paris. In-8 de 88 pages avec 5 fig. 2 fr. 50. Pour les abonnés.................................... 1 fr. 50.

KELSCH (A.). Note pour servir à l'histoire de l'endocardite ulcéreuse. In-8° de 16 pages.. 50 cent.

LANDOUZY (L.). Trois observations de rage humaine ; réflexions. In-8° de 16 pages.. 50 cent.

LIOUVILLE (H.) Contribution à l'étude de la paralysie générale progressive des aliénés. In 8°.................................... 40 cent.

LIOUVILLE (H.). Nouveaux exemples de lésions tuberculeuses dans la moelle épinière. In-8.. 40 cent.

MARCANO (G.) Des ulcères des jambes entretenus par une affection du cœur. In-8... 30 cent.

MARSAT (A.). Des usages thérapeutiques du *nitrite d'amyle*. In-8 de 48 pa-ges. 1 fr. 25. Pour nos abonnés, 80 cent., franco.

ONIMUS. Des applications chirurgicales de l'électricité. Leçons recueillies par Bonnefoy. In-8° de 16 pages, avec 4 figures. .... 60 cent.

PASTURAUD (D.). Etude sur les cals douloureux. In-8 de 64 pages. 2 fr.

PATHAULT (L.) Des propriétés physiologiques du Bromure de Camphre et de ses *usages thérapeutiques.* In-8 de 48 pages.............. 1 fr. 50.

PELTIER (G.). De la triméthylamine et de son usage dans le traitement du rhumatisme articulaire aigu. In-8° compacte de 34 pages........ 60 cent.

TERRILLON. Des troubles de la menstruation après les lésions chirurgicales. ou traumatiques. In-8 de 22 pages, 60 cent. Pour les abonnés du *Progrès* : 40 c.

THAON (L.). Recherches cliniques et anatomo-pathologiques sur la tuber-culose. Grand in-8° de 112 pages, avec 2 planches en chromo-lithogra-phie, 3 fr. 50. Pour nos abonnés.............................. 2 fr. 50.

VERSAILLES. — IMPRIMERIE CERF ET FILS, 59, RUE DU PLESSIS.